LEÇONS

PAR M. LE DOCTEUR

BROUSSAIS

A SES ÉLÈVES,

SUR LE

CHOLÉRA MORBUS.

PREMIÈRE LEÇON.

M. le docteur Broussais avait annoncé à ses élèves que sa leçon de ce jour serait consacrée à l'épidémie qui a causé tant de ravages et encore plus de terreur dans la capitale. L'amphithéâtre était rempli de bonne heure d'une foule d'auditeurs encore plus empressés que de coutume.

A huit heures le savant professeur a pris place, et s'est exprimé ainsi au milieu du silence le plus attentif.

Messieurs, avant de commencer je désirerais savoir si vous tenez à ce que je vous dise toute ma pensée dans une séance, ou si vous préférez deux séances ?

Tous les élèves : Deux séances ! deux séances !

M. Broussais : Eh bien ! je vous donnerai deux séances. Dans celle d'aujourd'hui je parlerai du traitement.

Messieurs, la maladie pour l'étude de laquelle nous sommes ici réunis se nomme *choléra-morbus*.

Ce nom lui vient d'une autre maladie, ainsi appelée parce que les malades vomissaient beaucoup de bile.

Cette dénomination est née dans les temps où régnait la médecine humorale ; à cette époque des maladies étaient attribuées à l'humeur dont l'évacuation était la plus apparente, ou dont l'évacuation semblait déterminer la solution de la maladie.

Ainsi, dans le choléra-morbus sporadique, il y a toujours une grande sécrétion de bile ; de là le nom de choléra-morbus : du mot grec *cholé*, bile, et du mot latin *morbus*, maladie. Ainsi la signification étymologique se réduit à celle de la maladie bilieuse ou maladie de la bile.

Ce nom a été transporté, à raison de la multitude des symptômes, à une épidémie qui s'est manifestée depuis long-temps dans les régions équatoriales, et qui est celle que nous avons maintenant dans nos murs.

Cette épidémie avait sans doute paru à plusieurs autres époques: il est probable que c'est cette *peste affreuse* qui, au douzième siècle (en 1348), enleva presque un tiers des hommes existant à cette époque-là. Elle a en effet le plus grand rapport avec ce qu'on raconte de la fièvre noire.

Quoi qu'il en soit, le choléra-morbus avait été oublié dans notre région. Nous lisions bien de temps en temps des articles de journaux sur les ravages que le choléra-morbus avait faits à Calcutta et dans d'autres villes de l'Inde ou du Levant; mais cela se bornait là, ce n'était pour nous qu'une affaire de curiosité.

Les Anglais qui ont des établissemens considérables dans les Indes orientales, ne transportaient point la maladie chez eux. Le peu de Français qui s'y trouvaient ne l'emportaient pas davantage.

Je ne sais pas si cela doit être attribué à ce que les communications n'avaient lieu que par mer; je ne sais pas si la nourriture du voyage ou le vent frais de la mer détruisaient les causes quelles qu'elles soient de la maladie; mais il est toujours certain que cette maladie ne sortait point de son berceau natif.

Ce sont les Russes qui ont apporté le choléra-morbus, par la voie de terre, dans leurs communications avec la Perse, avec l'Inde, avec ces mêmes pays où les Anglais ont des établissemens; et cette maladie a manifestement suivi leurs armées jusqu'en Europe. Ils l'ont apportée à Varsovie, et elle s'est ensuite répandue sans que l'on pût bien précisément suivre ses traces; elle a paru dans différens endroits de l'Allemagne, dans toutes les provinces qui avoisinent la Turquie, la Hongrie et l'Autriche; en un mot, elle s'est extrêmement propagée dans les provinces du nord et de l'est de l'Europe; elle a paru dans tous les lieux avec la même activité qu'elle avait dans les pays équatoriaux.

Cette circonstance a établi une distinction frappante entre le choléra-morbus et la fièvre jaune, qui n'approche jamais des pays froids, ou du moins n'y paraît que pour s'y éteindre sans se propager.

La fièvre jaune, en effet, a besoin d'un aliment; c'est celui de la chaleur accompagnée jusqu'à un certain point d'émanations marécageuses. Quant au choléra-morbus, il semble affranchi de ces nécessités-là : il n'a respecté aucun pays; il a également attaqué dans toutes les saisons.

Le choléra-morbus, arrivant enfin à notre latitude, s'est

d'abord manifesté en Angleterre : il paraît que la mer ne l'a pas arrêté. Il faut aussi convenir que le trajet du continent de l'Europe à l'Angleterre est bien peu de chose en comparaison du trajet des Indes en Angleterre et en France.

Je ne vous donne tout cela que comme des considérations propres à inspirer l'idée de recherches, et non point comme quelque chose qui tende à établir d'une manière positive le mode de propagation.

La maladie a été précédée, à ce que l'on croit, dans plusieurs villes du nord et de l'est de l'Allemagne, par une espèce de catarrhe convulsif auquel on donne le nom de *grippe*.

L'année d'après, le fléau s'est manifesté dans les endroits où la grippe avait paru. Les personnes qui calculent la marche de la maladie et ses antécédens, et qui tiennent compte de tout, avaient conclu de ce que nous éprouvions la grippe l'année dernière, que le choléra-morbus nous arriverait cette année.

Dans cet hôpital militaire, nous avons éprouvé des avant-coureurs de cette assertion, non pas la grippe (car je vous avoue que nous y avons eu l'année dernière très-peu de catarrhes convulsifs, et que même je croyais à peine à l'existence de cette grippe, parce qu'il y en avait ici fort peu d'exemples) ; mais nous avons vu se développer, cinq semaines environ avant l'apparition du choléra, une grande susceptibilité dans l'appareil de la digestion ; nous avons été forcés de retrancher beaucoup d'alimens à plusieurs de nos convalescens, et de renoncer à quelques moyens de révulsions internes que nous opposions aux catarrhes et aux péripneumonies.

Nous faisions ici des essais sur l'emploi du tartre stibié dans la péripneumonie, et nous avions obtenu des succès assez marquans de ces médications dans le fort de l'hiver : mais tout-à-coup nous nous sommes aperçus qu'il n'était plus possible de mettre un grain de tartre stibié dans le canal digestif de certains malades sans développer des accidens très-graves.

Plusieurs ont rejeté ce tartre stibié et ont éprouvé des convulsions gastriques. Quelques-uns, et deux particulièrement, ont été pendant seize jours presque sans pouls : ils se trouvaient exactement dans l'état où vous voyez nos cholériques, excepté qu'ils n'avaient point perdu complètement le pouls ; mais ils étaient dans un extrême état de stupidité ; ils avaient les yeux rouges, les extrémités froides, le pouls fugitif ; ils vomissaient, et ils avaient des selles fréquentes.

Cette maladie, traitée par les anti-phlogistiques, céda aux médicamens ; mais les malades furent long-temps froids.

Je vous avouerai que cette observation n'a pas peu servi à me décider dans le traitement de l'épidémie, lorsqu'elle s'est déclarée brusquement dans cet hôpital.

Quelque temps après on nous apporta un homme presque

sans pouls : il fut saigné abondamment, et nous découvrîmes alors chez lui une péripneumonie que rien ne faisait soupçonner, lorsque le pouls était dans un état de presque immobilité. Plusieurs d'entre vous ont été témoins de cette observation.

Voilà donc quelques prodrômes qui semblent annoncer que l'irritabilité des organes de la digestion augmente.

Sous l'influence de quelles causes cette augmentation a-t-elle lieu ? C'est ce qu'il n'est pas facile de déterminer.

Maintenant passons au développement de l'épidémie actuelle.

Elle a éclaté tout-à-coup dans les classes les moins fortunées, et même je dirai les plus malheureuses de Paris. C'est à l'Hôtel-Dieu qu'ont été apportés les premiers malades du choléra ; trois jours a près elle a paru au Val-de-Grâce.

L'épidémie avait déjà pénétré dans l'hôpital du Gros-Caillou ; elle y a paru presque en même temps qu'à l'Hôtel-Dieu. L'époque précise est, je crois, celle du 26 mars ; ici nous ne l'avons eu que le 29.

Ici nous nous rappellerons ce que nous avons dit du mode de propagation. Il ne paraîtrait guère qu'il y eût contagion, puisque les personnes qui en ont offert les premiers exemples n'avaient certainement point été en communication avec celles qui pouvaient venir d'Angleterre : du moins cela paraît probable.

Quoi qu'il en soit, si vous permettez, je vais maintenant vous exposer les faits que je connais sur le mode de propagation.

Nul doute que la maladie ne se soit développée chez des personnes qui n'avaient point été en contact avec des cholériques.

La maladie est trop brusque pour pouvoir être transportée par un bâtiment. Si elle était arrivée de cette manière-là on le saurait. Ce serait à Calais ou dans un autre port qu'un cholérique débarqué et déposé dans une maison aurait communiqué la maladie à d'autres personnes. Hé bien ! point du tout ; on n'a rien constaté de ce genre-là.

Cependant, quoique les premiers malades ne paraissent avoir reçu l'infection de personne, voici un fait : c'est que lorsque la maladie se déclare dans une maison, elle affecte presque toujours plusieurs personnes ; je ne connais même pas d'exemple de maison où elle se soit bornée à un seul individu ; je ne doute pas qu'il n'y en ait, mais du moins, je connais beaucoup de cas contraires. Quand on est appelé pour un cholérique dans une maison, le lendemain, le surlendemain, il y a encore deux, trois ou quatre malades.

Ceci ferait soupçonner qu'il y a infection, qu'il y a communication de la maladie, qui est transmise du cholérique aux personnes qui lui donnent des secours.

Mais, d'un autre côté, les personnes de la même maison pourraient être considérées comme existant sous la même influence, et par conséquent comme contractant la maladie indépendamment de toute contagion. C'est possible ; mais on voit aussi le choléra se déclarer dans le même lieu à des étages différens, dans des familles différentes, dont le genre de vie n'est pas le même ; de sorte qu'il semblerait qu'il y a dans ces maisons quelque chose de particulier qui multiplie les ravages du mal.

Cependant, il faut tenir grand compte des affections morales. Les personnes qui sont frappées de terreur à la vue des cholériques sont assurément et éminemment prédisposées au mal. Je vous en citerai un exemple frappant d'un personnage très-fameux, d'un étranger de distinction, dont je ne voudrais pas que le nom fût livré à la publicité.

Ce personnage avait suivi sur la carte tous les progrès du choléra ; il faisait venir depuis dix-huit mois et plusieurs fois par semaine son médecin, pour lui faire remarquer le chemin qu'avait parcouru le choléra. Il était continuellement occupé à calculer à quelle époque le choléra arriverait dans tel ou tel endroit, et enfin quand il serait arrivé en France.

Le choléra ayant éclaté parmi nous, cet étranger dit : voilà le choléra à Paris ; il n'y a pas de doute, j'en serai affecté. Il s'informait tous les jours du nombre des malades ; il s'occupait continuellement des décès, et cependant il n'éprouvait encore aucun symptôme.

A la fin le personnage dont je vous parle a éprouvé la diarrhée préliminaire de cette maladie ; on l'a traité dès le commencement, et rien n'a pu l'arrêter.

Voilà un fait que j'ai eu sous les yeux, parce que j'ai été appelé auprès du malade avec son médecin.

Je citerai plusieurs autres cas qui équivalent à celui-là. Hier encore j'ai recueilli un fait de la même nature.

Un malade que j'avais guéri d'une gastro-entérite extrêmement rebelle, et qui s'était très-bien rétabli, eut peur du choléra. Il alla voir un de ses amis attaqué de cette maladie ; il ne pénétra pas chez le malade, mais il trouva tout le monde en pleurs et la figure décomposée.

Eh bien ! quoiqu'il fût à peine entré dans la maison, il fut à l'instant même frappé du choléra, et aujourd'hui je crois qu'il va mourir.

Il paraîtrait qu'il y a vraiment dans le mode de propagation de cette maladie des effets tout-à-fait extraordinaires.

Il semblerait que l'air la transmet ; mais comment croire que l'air puisse la transmettre, lorsqu'on voit le choléra, régulièrement distribué dans la même plaine, attaquer un village, épargner le village voisin, et ne point se communiquer par les habitans qui vont sans cesse d'un lieu à un autre, tandis que ces mêmes habitans qui avaient impunément visité le foyer du mal, en sont attaqués à leur tour lorsque le fléau arrive enfin chez eux.

Cette maladie a vraiment dans sa marche quelque chose d'extraordinaire, et qui mérite toute l'attention des médecins.

D'après tous ces faits je ne sais vraiment si je dois admettre ce qu'on appelle infection.

-Quant à la contagion, il n'est pas possible de l'admettre, si on entend par là une contagion semblable à la petite vérole, car l'épidémie ne s'inocule point comme la petite vérole ou comme la gale.

Des personnes se sont inoculé le sang des cholériques; d'autres l'ont mangé, d'autres en ont imprégné leurs vêtemens; il en est qui ont eu le courage de se coucher à côté des cholériques; enfin, on a fait toute espèce d'essais de cette nature, et ceux qui les ont faits n'ont pas contracté le choléra.

Il est vrai que ceux qui font ces expériences sont des hommes courageux; car, selon toute probabilité, si de pareilles expériences avaient été faites sur des personnes timides et pusillanimes malgré elles, si on leur avait de force inoculé le choléra, je ne doute point qu'elles ne l'eussent contracté. Je pense donc que des personnes courageuses et dévouées ont pu seules faire impunément de semblables essais; c'est une chose bien remarquable et qui a quelque chose de particulier.

On a parlé, dans un ouvrage qui paraît maintenant, d'une espèce d'atmosphère cholérique qui serait bornée à une ville, à un village, et même à une seule maison; mais cette atmosphère ne peut être démontrée. Ce qu'il y a de très-positif, c'est qu'il existe une prédisposition au choléra, et c'est surtout là-dessus qu'il faut maintenant faire des recherches. (*Ici l'attention des auditeurs redouble*).

PRÉDISPOSITIONS. — DÉTERMINATIONS.

Il est prouvé par tous les rapports des médecins français qui ont eu le courage de se transporter dans les pays étrangers pour y étudier le choléra, que tous les dérangemens notables du système gastrique peuvent être suivis du choléra, lorsque cette maladie règne dans le pays. Il est d'observation que les mêmes excès commis à de petites distances le sont impunément lorsque le choléra n'existe pas.

Mais quels sont ces dérangemens? Il faut les spécifier. Les principaux sont les diarrhées et les indigestions. Tous les individus qui, en temps de choléra, sont atteints de diarrhées, peuvent devenir cholériques. Cependant, il y a des personnes, en apparence bien portantes, qui n'ont aucun dérangement dans le système gastrique, qui sont prises sans aucuns préliminaires autres que les symptômes de la maladie elle-même; mais ces cas sont fort rares.

Le plus communément la maladie s'annonce par de petits

dévoiemens qui ne sont pas précédés de symptômes graves ; lorsque le dévoiement ordinaire a existé, le dévoiement cholérique se dessine ensuite de manière à ne plus s'y méprendre. Ainsi, les premières causes prédisposantes sont les diarrhées et les indigestions. Les irritations chroniques du système gastrique dont on peut être porteur depuis un temps plus ou moins considérable ; mais surtout l'habitude des diarrhées, voilà les premières prédispositions.

Une autre prédisposition c'est *la terreur*. Elle constitue évidemment une prédisposition des plus puissantes, j'en ai cité un exemple. Il y en a une foule d'autres.

L'ivresse. Des hommes qui se portaient bien s'étant livrés à l'ivrognerie, le lendemain ont été atteints du choléra sans indigestion préexistante ; il faut remarquer cette absence de l'indigestion, sans cela ces cas rentreraient dans la première série.

Une autre prédisposition, *le rapport entre les deux sexes*. Un de mes collègues de la faculté, professeur dans cet établissement, me citait plusieurs étudians qui sortant d'une maison de filles, ont tous été atteints du choléra. Les personnes qui ont étudié la maladie à Varsovie, en Russie et dans d'autres endroits, ont aussi rapporté des faits semblables. Il est certain qu'à la suite de ces sortes de communications on est dans une prédisposition cholérique.

D'autres prédispositions sont tirées des *convalescences*. Les personnes sur le point d'entrer en convalescence, ou déjà convalescentes de maladies appartenant au système gastrique, sont toutes exposées au choléra ; mais nous n'avons pas remarqué que cette disposition fût des plus puissantes, ou du moins nous sommes parvenus à l'éluder en soumettant les malades à un régime sévère. Je crois donc qu'ils n'y sont exposés qu'autant qu'ils commettent des excès ou se donnent des indigestions, ce qui n'arrive que trop fréquemment.

Nous ajouterons à ces prédispositions celles des personnes qui ont eu depuis un certain temps des maladies graves ; et nous pouvons nous prononcer, car il nous est revenu plusieurs de nos anciens malades qui avaient été parfaitement guéris, les uns de fièvres intermittentes, les autres de gastro-entérites. Nous nous sommes informés de quelles maladies ils avaient été affectés d'abord, et presque toujours nous avons trouvé des affections du système gastrique.

Nous avons remarqué encore plusieurs personnes venant de l'armée du nord qui avaient passé un certain temps dans les hôpitaux, où elles avaient pris du sulfate de quinine, quelques-unes même de très-grandes doses, et qui sont tombées facilement dans le choléra. Nous n'avons pas pu constater si le choléra les avait attaquées sans diarrhées premières , ou s'il y avait eu dés indigestions accidentelles.

Voilà les principales prédispostions. J'ajouterai que des personnes qui paraissaient bien portantes , qui n'avaient aucune des causes que j'ai signalées , ayant été attaquées subitement , j'ai cherché à approfondir la question , sans me contenter des premiers détails que me donnaient les malades. J'ai observé qu'ils rendaient des vers , j'ai trouvé chez ceux qui ont succombé une grande quantité de vers. Je crois que nous avons eu sept ou huit cas de cette espèce de malades attaqués de choléra dans le moment où ils se croyaient bien portans , mais je ne regarde pas comme étant en parfaite santé une personne qui a des vers.

INVASION.

Je distingue ici la maladie en primitive et secondaire.

Il y a , comme vous le savez , trois grandes sections du canal digestif : la section supérieure , l'estomac dans laquelle se trouve le duodénum ; la section moyenne , dans laquelle se trouvent les intestins grêles ; la section dernière ou inférieure, dans laquelle se trouvent le côlon , le cœcum et le rectum.

Vous savez que toutes les inflammations intestinales prédominent tantôt dans l'une , tantôt dans l'autre de ces sections. Eh bien ! le choléra n'est pas affranchi de ces lois. Nous avons observé des débuts de la maladie par l'une ou l'autre de ces trois sections du canal digestif.

Je vous parlerai d'abord des débuts par la section inférieure ; ces débuts sont les plus fréquens. Les malades éprouvent de petites coliques, quelquefois même ils ne ressentent pas de coliques , seulement un léger mal de ventre qui précède une selle. Plusieurs sont saisis tout-à-coup de l'envie d'aller à la garde-robe ; ils jettent en quelque sorte leurs excrémens avec promptitude , sans douleur. Le canal se vide en un instant. Quelques personnes habituellement constipées se félicitent même de cette circonstance qui leur rend le ventre libre. Lorsque l'intestin est vidé , arrivent les résultats caractéristiques du choléra. La matière expulsée est laiteuse , prend l'apparence d'une décoction de riz , de gruau ; elle est souvent teinte de bile , et on y remarque constamment des flocons de mucosités ; viennent ensuite tous les symptômes et caractères propres à la maladie que je viens de développer. Les malades ressentent des crampes , les extrémités se refroidissent , les nausées , les vomissemens arrivent , et nous avons eu dernièrement l'expérience qu'ils se succèdent avec rapidité , puisqu'un malade qui , au commencement de la visite de samedi dernier , n'éprouvait que de légères nausées , vomissait abondamment à la fin de la visite.

Je passe au début de la maladie par les sections moyennes, par les intestins grêles.

Les malades éprouvent des borborygmes, des mouvemens violens, brûlans dans les intestins pendant plusieurs jours ; ils ont de petites coliques qui varient de places et un état de malaise dont ils ne peuvent pas se rendre compte. Ils conservent cependant l'appétit. Au bout d'un temps plus ou moins long, la diarrhée survient, et les symptômes déjà signalés dans l'invasion de la maladie par les sections inférieures viennent à se manifester.

L'invasion de la maladie par les sections supérieures est le cas le plus rare ; les malades sont constipés ; ils éprouvent des nausées, une irritation gastrique. Ils sont forcés de vomir. Ils vomissent d'abord sans douleur, à moins de prédispositions antérieures ; puis ils vomissent avec douleur ; les crampes arrivent dans les extrémités supérieures; la gorge se sèche, devient chaude, douloureuse ; ils ont même des crampes dans les muscles de la mâchoire. Viennent ensuite les autres symptômes de choléra que j'ai déjà décrits.

Il y a encore un autre genre d'invasion de la maladie ; celle-là a lieu par les centres nerveux. Il n'y a pas alors de dérangement dans le canal digestif ; les malades éprouvent des tournoiemens de tête et tombent sans connaissance. Plusieurs soldats ont présenté ces débuts ; on les a remarqués aussi parmi les gens du monde ; les malades sont tombés en quelque sorte comme foudroyés; dans un grand nombre de cas ces débuts ont été mortels.

Maintenant je me fais une question : est-ce bien le système nerveux qui a l'initiative ici ? N'y avait-il pas d'abord une irritation générale dans le canal digestif qui réagit sur le système nerveux ? Je penche pour ce dernier avis

Mais il est toujours certain qu'il y a des malades qui éprouvent pour premiers symptômes des tournoiemens dans la tête, une perte subite de force, une résolution soudaine du système musculaire, et qui tombent. Revenus de cette première attaque, ils sont pris de vomissemens ; car c'est par là que le mal se signale d'abord, et ils éprouvent des coliques très-violentes

Voilà les débuts que j'ai pu constater jusqu'ici

Lorsque la maladie est secondaire, elle se déclare ou à la suite d'une inflammation aiguë qui est sur le point de se terminer, ou bien chez un convalescent. Chez le malade attaqué d'une maladie aiguë, c'est ordinairement par des diarrhées qu'elle prend un caractère de choléra, et vous voyez ensuite se manifester les autres symptômes dont je vais parler.

Le pouls baisse ; le reste de fièvre qui paraissait devoir

s'éteindre en deux où trois jours s'éteint sur-le-champ ; le malade se refroidit , et les symptômes du choléra deviennent si évidens , qu'il n'est plus possible de le méconnaître. Quant aux convalescens, ils sont ordinairement attaqués par la section intérieure et le dévoiement, et comme ils n'ont point de fièvre, ils tombent encore plus vîte dans le ralentissement de pouls et le refroidissement extérieur.

Quant aux maladies inflammatoires du poumon, elles semblent une sorte de préservatif. On a remarqué que les phthysiques ne tombent pas dans le choléra ; cependant il ne faudrait pas s'y fier, car il est des phtysiques qui ont des espèces de diarrhées, et s'ils étaient dans cette prédisposition en temps de choléra, je ne doute pas qu'ils n'en pussent être atteints..

Ainsi, les plus prédisposés de tous sont ceux qui vivent avec une gastrite chronique ou une iléocolique chronique.

SYMPTOMES.

Pour bien exposer les symptômes et les caractères de la maladie, je les partage en trois séries.

Les uns parviennent à notre connaissance par la déclaration même des malades ; nous tirons les autres de l'aspect extérieur des malades ; enfin viennent ceux qui résultent de la nature des évacuations.

Première série. Les malades qui peuvent peindre leur état, nous rendent compte parfaitement de ce qui se passe en eux : ils éprouvent tous un bouleversement dans le bas-ventre un sentiment d'ardeur et de feu violent concentré dans l'épigastre. Ceux qui sont médecins disent qu'ils sentent tout leur sang se porter à l'intérieur du ventre ; ce sont leurs expressions D'autres croient éprouver des étincelles électriques très-douloureuses à la suite desquelles se développe une chaleur extraordinaire.

Ensuite vient un accablement excessif, une faiblesse musculaire telle que les malades ne peuvent plus se mouvoir. Si on excepte l'aploplexie complète , il n'existe pas de maladie qui rende le corps aussi lourd, aussi passif que chez les cholériques ; ils ne peuvent plus se mouvoir ; il leur semble être une masse de plomb ou de pierre ; ils ne peuvent agiter que les pieds et les mains , mais ils ne peuvent soulever le torse.

Cela se conçoit facilement , car le principal point de l'irritation est dans la longueur du canal digestif, et doit réagir sur la moëlle épinière et les muscles du torse.

Les selles ne sont pas très-douloureuses ; elles se font , non pas avec ténesme , comme dans la dissenterie ordinaire , mais facilement et, pour ainsi dire, à l'insu du malade. Les coliques n'en existent pas moins, mais ce ne sont pas toujours les coliques qui expulsent les selles : il arrive même qu'il n'y a pas de coliques. Avec les selles et les coliques se rencontrent presque toujours les crampes.

Ces crampes sont très-douloureuses. C'est ce qu'il y a de plus fatigant pour les malades, ce qu'ils redoutent le plus. On en voit auxquels la violence de la douleur arrache des hurlemens. Ces crampes n'affectent pas seulement les membres, elles se manifestent aussi dans les muscles longs-dorsaux qui sont couchés le long de la colonne vertébrale. Le malade accuse toujours une irritation considérable à la région de l'estomac, à l'épigastre. Ces douleurs l'occupent plus que les coliques; ces douleurs l'oppressent, l'étouffent, l'empêchent de respirer; il demande qu'on le redresse en mettant sous lui un coussin qui un fasse saillir sa poitrine, en la portant en avant. Une forte contraction se manifeste dans la face.

Les vomissemens soulagent ces malades : plusieurs d'entre eux les désirent, les provoquent. Bientôt les vomissemens vont toujours croissans, avec cette compression de l'épigastre, cette difficulté de respirer, ce besoin d'air qui accompagne toujours cet état. C'est avec ces symptômes-là, disons-nous, qu'on voit arriver les crampes des membres, des mâchoires, quelquefois des muscles des yeux.

La connaissance de la plupart de ces symptômes est due à la déclaration des malades : voyons maintenant les symptômes tout-à-fait extérieurs.

Vous observez ensuite des signes dont les malades ne parlent pas. Les muscles sont dessinés sous la peau; les yeux sont encavés, rétrécis, secs, atrophiés. Au bout de quelques heures l'œil est réduit d'un quart, quelquefois de moitié. Il semble que la graisse du globe de l'œil se fonde, se résolve. On dirait que les yeux sont retirés vers la nuque et dans l'intérieur du crâne à l'aide d'un fil L'aspect du malade est hideux, la face du malade maigrit avec une grande promptitude, la face est grippée d'une manière spéciale à des affections; mais ce que l'on remarque avec le plus d'étonnement, c'est la couleur livide dont cette face s'imprègne, à mesure que la maladie fait des progrès Les extrémités se refroidissent, la langue est d'ordinaire pâle, froide, large, plate; la respiration froide, le pouls faible; les paroles plutôt soufflées que prononcées. Les malades se tiennent dans une attitude immobile sur le dos. Si vous les forcez à se mettre sur le côté, bientôt ils ne peuvent plus tenir; ils supplient qu'on leur permette de se coucher sur le dos, et de manière que leur poitrine soit soulevée en avant.

Tandis que le tronc est ainsi immobile , ils agitent leurs membres , se couvrent la poitrine , se plaignent d'un feu intérieur qui les oblige à cela. Ils enlèvent les cataplasmes, les corps chauds qu'on leur a placés sur l'épigastre. Ils se portent aussi d'un côté et de l'autre en se remuant ; mais ils ne peuvent se soulever.

La couleur devient de plus en plus brune ; elle passe bientôt au livide. Ces couleurs varient suivant les peaux. Les peaux brunes ont la cyanose , deviennent noires, bleuâtres. Les peaux transparentes lymphatiques deviennent jaunes; elles prennent une couleur de mauvais doré.

Vient ensuite la cessation du pouls , que j'appellerai asphyxie. Le pouls faiblit promptement , et on a vu quelquefois des malades foudroyés en trois heures, et quelquefois en moins.

Lorsque le pouls commence à faiblir, le malade tombe dans l'accablement, dans l'immobilité dont j'ai parlé. Cependant le pouls est quelquefois nul , et le malade conserve encore de la force ; on en voit même se lever et se porter d'un endroit à l'autre , mais cette force s'abat bientôt ; on voit ces malheureux retomber l'instant après.

Après la cessation du pouls, la cyanose se manifeste avec une célérité différente , quelquefois au bout de deux ou trois heures , quelquefois en moins de temps. Cela dépend de la promptitude avec laquelle la circulation cesse. Lorsqu'on explore avec le stétoscope le cœur des personnes atteintes de la cyanose , on sent un léger frémissement, semblable à celui qui se fait remarquer dans un agonisant ou dans une personne enceinte.

Voilà les caractères auxquels on reconnaît l'affection.

Lorsqu'un malade ne vomit que des alimens , vous ne pouvez dire que ce vomissement soit cholérique. Lorsque par les voies inférieures il ne rend que de la matière fécale , il n'y a là aucun signe de choléra. Mais lorsqu'après ces symptômes vous voyez paraître les matières dont je vous ai parlé , vous ne pouvez pas douter de l'existence du choléra, quelles que soient d'ailleurs les souffrances que le malade éprouve : j'insiste sur ce point. Ces matières exhalent une odeur plus fétide à la fin de la maladie qu'au commencement. Dans le progrès de la maladie , cette matière change de caractère : elle s'épaissit quand la maladie dure long-temps ; elle est au contraire extrêmement liquide au commencement de l'invasion.

On l'entend faire du bruit dans les intestins; elle sort avec une grande rapidité, et d'abord avec une teinte de bile. Dans quelques sujets , la bile persiste jusqu'à la fin. Il est important d'y faire attention pour ne pas prendre le change. Vous reconnaîtrez toujours le choléra à la présence de flocons gélatineux albumineux dans les déjections.

Il faut faire attention aux affections plutôt qu'aux douleurs, parce que rien n'est plus variable, en général et en particulier, que la sensibilité de nos organes intérieurs. Il y a des personnes qui souffrent beaucoup de la plus légère phlegmasie. On en voit d'autres éprouver des désordres très-graves presque sans souffrir.

Parmi les cholériques, les uns parcourent presque sans douleurs les différentes périodes de la maladie. Les autres s'agitent, se tourmentent, souffrent considérablement dans les membres, ont des crampes très-douloureuses.

La douleur des crampes varie aussi suivant la sensibilité de l'individu ; quelques sujets sont attaqués sans froncer le sourcil ; d'autres poussent d'horribles hurlemens. De là l'importance de s'attacher aux caractères fondamentaux.

En résumé, les caractères fondamentaux ne doivent pas se tirer de la sensibilité. Affaiblissemens de la circulation, disparition du pouls, froideur des extrémités, cyanose de la face ; voilà les caractères auxquels il est impossible de se méprendre. Voilà les symptômes auxquels il faut s'attacher. Lorsqu'appelé près d'un malade vous remarquez des selles blanches et une diminution dans la circulation, c'est un choléra commencé.

Voilà l'objet de notre première séance. Demain nous nous occuperons de la marche et du traitement de la maladie.

SECONDE LEÇON.

Cette deuxième séance, où le savant professeur devait développer le fond de sa doctrine, avait attiré encore plus de foule que la précédente.

Messieurs, dans la séance d'hier, nous avons commencé à recueillir, à rassembler quelques idées sur le choléra-morbus. Je vais vous résumer en peu de mots ce qu'il y a de fondamental dans la séance d'hier.

Nous avons vu que le choléra-morbus est une maladie qui probablement est fort ancienne, puisqu'on lui a donné le nom de choléra-morbus sporadique à raison de la multitude des symptômes, quoiqu'elle en diffère beaucoup par son caractère épidémique ; car le choléra-morbus sporadique ne se développe guère qu'en été, sous l'influence de causes irritantes qu'il est très-facile d'écarter, et il ne se propage ni par infection, ni par contagion ; au lieu que le choléra-morbus épidémique se propage certainement par une espèce d'infection qu'il est difficile de caractériser. Mais cette espèce d'infection se constate, ainsi que je vous l'ai exprimé dans la séance d'hier , et l'on est forcé de l'admettre après l'avoir constatée.

Je vous ai dit ensuite quelles étaient les prédispositions du choléra. Elles se réduisent à une irritabilité extraordinaire ou à une irritation morbide du canal digestif.

Je vous ai signalé les causes déterminantes. Ce sont toutes les stimulations vives qui peuvent porter un dérangement considérable dans l'action de la digestion.

Après cela j'ai fixé votre attention sur le mode d'invasion. Vous avez dû remarquer qu'il y avait presque toujours un trouble du canal digestif avoué par les malades ; que cependant quelquefois la maladie débutait par une lésion des centres nerveux , par une perte des facultés motrices ou intellectuelles ; mais j'ai ajouté qu'il ne m'était pas démontré que les sujets chez qui la maladie avait débuté sous cette forme n'avaient point déjà éprouvé de lésion dans le canal digestif ; j'ai donc mis cette question en doute.

Ensuite , j'ai rattaché le début aux trois principales sections du canal disgestif.

Il y a donc quatre espèces de débuts en somme : débuts par les trois sections principales du canal digestif, et début par le trouble des centres nerveux qui , selon moi, pourrait être la suite d'une affection antécédente , mais occulte , du canal digestif.

Après cela , nous avons vu les symptômes caractéristiques de la maladie.

Pour mieux les faire saisir , et pour éviter toute équivoque, je les ai classés ainsi :

1.º Symptômes qui parviennent à notre connaissance par la déclaration du patient , par l'accusé de ses perceptions et de ses souffrances , parce que cette maladie débute toujours par quelque dérangement : ce sont les affections dont le malade peut se rendre compte.

2.º Les symptômes que l'on peut recueillir en explorant le corps du malade.

3.º La nature des évacuations. J'ai fixé avec soin votre attention sur ce résultat , parce qu'il est d'un grand secours pour le diagnostic.

Maintenant , Messieurs , nous demanderons si , dans le cas où le choléra serait arrêté dans son début par une médication appropriée et bien convenable , on serait en droit , d'après les règles de la bonne logique , de faire une maladie particulière de ces sortes de cas.

Je ne le crois point , et voici mes raisons :

Par exemple , si quelqu'un est en route pour se jeter à la rivière , et qu'un ami l'arrêtant au passage , fasse disparaître la cause de son chagrin , écririez-vous que cet homme a été retiré de la rivière ? Non, sans doute, mais il n'en est pas moins vrai que sans l'intervention bienveillante de son ami, il se serait noyé. C'est précisément le cas des cholériques dont on arrête la maladie. Ils se précipitaient vers la mort, et vous les avez arrêtés; mais la marche vers la mort était déjà commencée.

Nous avons donc à examiner 1° la marche de ces affections, 2° la nécroscopie, 3° les pronostics, le traitement; tel est le sujet de la leçon d'aujourd'hui.

MARCHE DE LA MALADIE.

Je ne saurais reconnaître une marche absolue, indépendante, fidèle, au choléra.

D'abord il est d'observation que le choléra spontané est toujours funeste.

M. Gravier, médecin du roi à Pondichéry, est le premier sorti de l'Ecole physiologiste qui ait appliqué les données de cette école à l'étude du choléra; il l'a observé à Calcutta. M. Gravier a gémi du mauvais résultat des traitemens composés de poivre, d'eau-de-vie, de canelle, de musc, de gingembre, qu'on opposait à cette maladie; il a constaté qu'on pouvait obtenir un plus grand nombre de guérisons en traitant les malades par l'eau de riz après les avoir saignés. Il n'avait à sa disposition ni sangsues, ni glace, ni tous les moyens que vous voyez employer, et d'ailleurs la maladie se montrait sur des milliers d'individus, de telle sorte qu'il ne pouvait y avoir que deux ou trois moyens généraux à opposer à ce fléau dévastateur.

Ces embarras se reproduisent constamment toutes les fois qu'il y a une grande épidémie.

Il est donc évident que par ce traitement anti-phlogistique, dont la base était des saignées copieuses, en adoptant l'eau de riz pour boisson au lieu de l'eau-de-vie et des excitans, M. Gravier guérissait plus de la moitié des malades, tandis que par la méthode employée jusque là, à peine en sauvait-il un sur cent.

Et cependant M. Gravier est convenu, avec une bonne foi extrêmement louable, qu'il valait encore mieux traiter mal cette maladie, que de l'abandonner à elle-même, et qu'il n'y avait pas d'exemple qu'un cas de choléra-morbus abandonné à lui-même se fût terminé par la guérison. Cet aveu a été consigné dans la thèse de M. Gravier, thèse qui m'a été communiquée manuscrite, et sur laquelle j'ai donné mes conseils, il y déjà fort long-temps, en 1823 ou 1824. Je ne saurais en préciser l'époque; vous la trouverez dans les archives de la Faculté de médecine.

Mais M. Gravier m'a envoyé depuis un grand nombre de pièces avec lesquelles a été rédigé, sur le choléra-morbus, un article inséré dans les *Annales de la médecine physiologique* de l'année 1827.

Voilà l'observation de M. Gravier, qui est conforme à l'expérience. Cette maladie terrible, abandonnée à elle-même, est constamment mortelle ; tandis qu'elle est curable à différens degrés suivant les traitemens et suivant les conditions par lesquelles elle peut être modifiée et traitée.

Je résume à trois les espèces de traitement qu'on peut lui opposer.

1.° Le traitement stimulant pur ;

2.° Le traitement stimulant et débilitant, soit simultanément, soit alternativement ;

3.° Le traitement physiologique.

La maladie abandonnée d'abord à elle-même est toujours mortelle, et voici avec quels symptômes :

Lorsque l'affection a revêtu les caractères qui lui sont propres, les malades continuent de vomir et d'aller beaucoup à la selle ; cependant le pouls aussi persiste à se présenter de plus en plus faible, et finit par disparaître.

Quand le pouls a disparu, la couleur bleue se manifeste ; elle marche des extrémités au centre, les évacuations cessent, l'irritabilité s'éteint partout ; les facultés intellectuelles, qui s'étaient maintenues d'une manière admirable pendant long-temps et malgré l'extrême affaissement des malades, s'évanouissent. Parmi ces infortunés, les uns périssent dans une espèce d'agonie de courte durée, qui est annoncée par une respiration étrange, que j'appellerais plutôt un soulèvement laborieux de l'estomac ; les autres s'éteignent tout-à-coup en voulant faire un mouvement, ou lorsqu'on se dispose, soit à les placer sur le siége, soit à les soulever pour les changer de position. Telle est la terminaison de la maladie.

Quant à la durée, le terme varie un peu, mais pas beaucoup ; car cette maladie est circonscrite dans des limites vraiment étroites. On ne la voit guère aller au delà de trois jours quand elle est abandonnée à elle-même, et souvent elle est mortelle en deux ou trois heures, c'est-à-dire que les phénomènes de vomissemens, de selles, de ralentissement du pouls, de refroidissement extérieur, de cyanose et d'agonie, marchent tantôt très-vîte, et tantôt avec une lenteur qui est à peu près circonscrite dans le terme de trois jours.

La maladie est modifiée d'abord par les stimulans purs. Je prends cette méthode la première parce que c'est celle qui lui a été opposée dans l'Inde, à Calcutta, dans les comptoirs des Anglais et les possessions anglaises, et cela par une raison bien simple, parce que le système de Brown avait envahi toute la médecine anglaise, et que les médecins partis de l'Angleterre ont dû nécessairement appliquer leur théorie aux malades qu'ils ont eus à traiter dans tous les pays possibles; mais cette méthode était plus nuisible encore dans les pays chauds que partout ailleurs.

Cette méthode, purement stimulante, consiste à donner des liqueurs spiritueuses, comme de l'eau-de-vie, du rhum, du genièvre, non seulement purs, mais encore imprégnés et saturés de substances aromatiques irritantes, comme la canelle, la muscade, le gérofle, etc.

On emploie surtout le vin de Madère qui se transporte par terre, qui est excessivement vigoureux, comme le savent les chimistes, parce qu'il n'a pas terminé sa fermentation et qu'il y reste beaucoup de matière sucrée; on le trouve d'ailleurs dans tous les pays du monde.

On joint à cela quelques narcotiques; mais toujours on a chargé le vin de Madère ainsi que l'eau-de-vie de substances aromatiques, telles que le musc, le poivre, le gérofle, le gingembre.

La mortalité est effrayante sous l'influence de cette méthode; cependant quelques exemples de crises heureuses se présentent. Telles sont les ressources de la nature humaine, que ce qui semblerait devoir exterminer un homme, fait quelquefois son salut, et ce par la voie des révulsions.

Il faut convenir toutefois que sur ce phénomène des révulsions l'enseignement est beaucoup trop stérile, parce que les révulsions sont subordonnées aux sympathies, aux synergies qui existent entre les organes, et qu'on a abandonné cette étude pour se livrer exclusivement aux expérimentations.

En cela il n'y a rien qui doive vous étonner : tel est l'esprit humain. Toutes les fois qu'une nouvelle méthode est vantée et célébrée, alors des hommes éminens, des hommes appartenant à des corps savans, illustres, ou d'une grande réputation, ou d'un grand titre dans le monde, se précipitent dans ces expériences; il faut qu'on s'en sature avant qu'on puisse apercevoir les inconvéniens qui en résultent.

C'est ici que le système de Brown a dû faire de nombreuses victimes avant que l'on reconnût les dangers qui y sont attachés.

Il est donc constaté que ces malheureux, excessivement stimulés, peuvent éprouver des crises salutaires : ces crises ont lieu par les sueurs; ce sont particulièrement des sueurs déterminées par le vin, le punch, les liqueurs spiritueuses et l'eau-de-vie qui sauvent ces malades de la mort.

Voilà l'avantage, voici les inconvéniens. Le premier inconvénient est que si cette méthode est comparée à une

autre dont nous allons parler, elle doit être trouvée infiniment plus vicieuse, parce qu'il y a beaucoup plus de morts. L'autre inconvénient est que ceux qui ont été guéris par ces méthodes stimulantes conservent souvent un état morbide du canal digestif, et même de toute l'économie, et cet état morbide persévère pendant toute la vie.

La méthode ecclectique mixte est accueillie par des personnes érudites, mais pusillanimes et timides : c'est la méthode en général de la masse des médecins, parce que les idées ne sont pas encore suffisamment arrêtées sur la nature de la maladie.

Cette méthode consiste d'abord à saigner les malades, ensuite à provoquer des évacuations, tantôt par en haut, au moyen de l'ipécacuanha ou du tartre stibié, tantôt par le bas avec du calomélas et quelques autres drastiques, et à tenter ensuite les développemens de la sueur par l'administration des sudorifiques, par les bains extérieurs, par la chaleur appliquée à l'intérieur.

On administre ensuite des narcotiques qui paraissent appropriés aux douleurs et aux mouvemens nerveux ; mais on les administre sans avoir préalablement assez réduit l'état inflammatoire.

Cette méthode a des résultats meilleurs que ceux de la précédente ; c'est celle qui prédomine maintenant à Paris parmi les médecins qui ne sont point sortis de l'école physiologique, qui ne sont point habitués, comme nous le faisons dans cette école, à toujours comparer l'effet des modifications dans les différentes maladies avec la marche des symptômes et les résultats cadavériques.

Je n'entrerai pas dans de plus grands détails sur cette méthode, elle est beaucoup employée, et il suffit de la signaler ; et je dois vous dire que ses résultats sont plus avantageux que ceux de la première méthode. Je ne sais pas même si l'on peut établir ici une comparaison ; car les résultats de la première méthode sont très-peu avantageux. Les résultats de la première méthode ne sont avantageux que si on les compare à la marche spontanée, puisqu'il est reconnu que le choléra spontané est constamment mortel.

Il vaut mieux, en effet, exposer le malade à une stimulation outrée, plutôt que de le laisser périr ; mais il vaut encore mieux, avant de le stimuler, l'affaiblir par des saignées, etc. Les malades dans ce traitement meurent un peu plus tard que dans la précédente méthode. (Vive sensation.)

La méthode physiologique, celle qui consiste dans l'emploi des moyens émolliens, adoucissans, raffraîchissans à l'intérieur, et dans l'emploi des excitans à l'extérieur proportionnés à la susceptibilité des malades ; cette méthode nous paraît préférable, et nous vous décrirons les règles de son application.

Ici, Messieurs, remarquez-le bien, je ne parle point du traitement, mais seulement de la marche de la maladie ; je veux seulement vous faire voir que la marche de cette maladie diffère beaucoup, qu'elle est subordonnée aux modificateurs, que le cholérique abandonné à lui même n'a pas le même sort que le cholérique traité, et que le cholérique traité par des méthodes diverses subit un sort différent. Voilà sur quoi je veux fixer votre attention sans prétendre aller plus loin dans les détails, parce que vous avez tous comme moi les yeux ouverts sur la maladie, et que vous pourrez vérifier.

NÉCROSCOPIE.

Lorsque ces malades succombent à ses affections, il est tout naturel de procéder à l'ouverture de leur corps, afin de chercher si ce n'est pas la cause première, au moins une cause secondaire de la maladie, qui a terminé les jours du cholérique.

Je distingue ici la nécroscopie des malades qui n'ont point été traités, et la nécroscopie des malades qui ont été traités de manière à éloigner un peu la mort, mais non pas à l'empêcher.

Lorsque nous faisons la nécroscopie des personnes qui ont succombé après avoir éprouvé les symptômes du choléra-morbus, il y a nécessité de tenir compte des maladies antérieures, des traces qu'elles ont pu laisser dans les organes.

Nous possédons ici, comme dans tous les hôpitaux, beaucoup d'exemples de malades qu'on apporte vivans encore, mais qui ont succombé avant d'avoir pu être soumis au traitement. Ces malades se présentent d'abord noirs, et presque toujours complètement noirs. Voici près de moi M. Husson qui a fait ses autopsies, et je crois qu'il a toujours reconnu cette particularité. (M. Husson fait un signe affirmatif.)

Ces cadavres sont ensuite bien musclés, et dans un état de contraction comme un athlète qui ferait un effort pour se redresser de terre ; c'est ainsi qu'on les a décrits avec beaucoup de justesse dans un ouvrage qui vient d'être publié.

Quand on les a ouverts on trouve au cerveau une injection considérable dans les ménynges. L'injection de la substance cérébrale n'est pas proportionnée en général à celles des ménynges, c'est-à-dire des membranes qui enveloppent le cerveau.

Voilà à peu près tout ce qu'il y a de remarquable dans le cerveau ; il existe toutefois un peu de sérosité dans la cavité de ce viscère, mais en général les sérosités n'abondent pas ; au lieu qu'on les trouve en assez grande quantité chez ceux qui ont été traités pendant un certain temps, et qui ont été saignés. On remarque aussi à la gorge des symptômes graves, surtout quand il s'est fait des congestions cérébrales ; on y voit une roideur, une sécheresse, et quelquefois engorgement des ganglions. Il n'y a d'ailleurs ni ramollisssement, ni dissolution de la membrane muqueuse de la bouche ou de l'œsophage.

L'estomac est d'ordinaire extrêmement malade, tantôt noir, tantôt brunâtre, tantôt rougeâtre ; ses vaisseaux extrêmement développés présentent des ramifications noires, et entre ces vaisseaux la membrane muqueuse est ramollie et diffluente.

Cependant, il faut toujours faire la part des maladies antérieures. Nous avons remarqué que les buveurs, et ceux qui ont l'habitude des excès gastronomiques, présentent souvent un ramollissement, et même une destruction très-considérable de la membrane muqueuse. Cette altération n'existe point chez les personnes qui étaient sobres.

Le duodénum est rarement malade d'une manière prédominante, à moins que le sujet ne fût aussi affecté d'une gastro-duodénite avant la maladie.

Les intestins grêles sont fort injectés ; mais voici quelque chose de fort remarquable. Il faut ici établir des distinctions, et, en somme, mettre les symptômes en rapport avec les lésions cadavériques.

Les malades qui ont eu d'abondantes évacuations (ce qui arrive toujours quand ils ne sont pas traités, quand ils vomissent et vont à la selle avec une abondance effrayante jusqu'à ce que les forces leur manquent et qu'ils tombent dans l'anéantissement), ces malades-là présentent la rougeur de la membrane muqueuse des intestins moins prononcée ; elle existe pourtant depuis le commencement jusqu'à la fin du canal, mais elle n'est pas très-affectée.

On trouve dans l'intérieur de ce canal digestif une immense quantité de ce liquide qui est rendu par les selles et par les vomissemens. Il y a une analogie parfaite entre le produits des vomissemens et des selles, après la sortie des matières fécales et de la bile, et ce liquide qu'on rencontre dans les cavités du canal digestif.

Nous avons été à portée de faire l'autopsie de malades chez lesquels les sécrétions cholériques n'avaient point été réprimées par les efforts de l'art, attendu que dans les premiers momens de cette maladie les chirurgiens-majors des corps ne se doutaient point de la malignité de certaines diarrhées, et qu'ils ont pu se méprendre sur des accidens assez légers ou de perturbation du système gastrique ; les malades arrivaient chez nous à l'extrémité avant d'avoir pu être traités.

Nous avons été vraiment surpris dans ces premières autopsies de voir cette espèce de tapis muqueux , cette grande quantité de fluide ressemblant à une solution fuligineuse qui remplissait les intestins. On voyait la membrane muqueuse un peu plus pâle , non pas d'un rouge extrêmement vif, mais rouge dans toute son étendue. Depuis l'orifice supérieur de l estomac jusqu'à l'anus aucune partie n'a été trouvée avec cette teinte de rougeur : seulement nous avons reconnu que lorsque le malade avait éprouvé antérieurement une irritation du canal digestif , l'estomac , le bas fond et le duodénum offraient plus de rougeur et d'altération.

La vessie était rétractée et ramassée dans le pubis; ce qui n'est pas étonnant , puisque l'abondance des évacuations intestinales avait dû nécessairement tarir les sources de l'urine ; mais il n'y avait point d inflammation.

Les sujets dont la maladie avait été modifiée par le traitement de manière à ce que leur maladie fût prolongée sans succès , ont présenté des lésions un peu différentes.

Ces affections cessent quand on traite les malades , du moins on les modifie. Quand ils sont traités d'une manière moins avantageuse , tantôt ils guérissent , tantôt ils ne guérissent pas. Quand ils ne guérissent pas , on trouve alors la phlegmasie plus prononcée : le rouge qui était un peu pâle , qui ressemblait en quelque sorte à la rougeur de la fleur appelée hortensia , est un rouge plus vif ; il est écarlate , ou bien il tire sur le noir ; il y a même dans le canal digestif des portions qui semblent gangrenées ; l'influence de la mort, la nécrose , semble avoir pénétré toute l'épaisseur des intestins , particulièrement dans les endroits où la maladie a commencé.

Ainsi , quand la maladie a débuté sur la région gastrique , on trouve d'affreux désordres dans l'estomac : la membrane muqueuse de ce viscère paraît entièrement détruite et extrêmement noire.

Quand la maladie a débuté dans les intestins grêles , la membrane muqueuse est quelquefois gangrenée ; d'autres l'ont trouvée complètement détruite.

Le liquide contenu dans le canal digestif est moins fluide , moins blanchâtre , moins opaque , collé sur la membrane muqueuse , et se rapproche de l'état de fausse membrane. Les intestins sont moins humides , moins noirs , plus difficiles à se séparer les uns des autres. Les glandes de Feyer et de Brunner, plus tuméfiées , présentent tous les caractères d'une ilico colique. En un mot, on y voit les symptômes des gastro-entérites ordinaires.

Le cerveau est injecté , mais peu sanguin , parce que souvent les malades ont perdu du sang par les saignées ; il est plus humide , on y voit moins de gouttes de sang quand on coupe sa substance ; les ventricules sont plus aqueux , et quelquefois même assez abondamment pourvus de matière séreuse. Nous ne l'avons jamais trouvé enflammé ; nous n'avons jamais remarqué d'*arachnitis* proprement dite. Nous avons vu des congestions de sang , des épanchemens de sérosité ; jamais de phlegmasie prononcée. Quant au cœur , nous l'avons trouvé chez les premiers sujets engorgé d'un sang épais , ses parois épaissies , laissant suinter , ruisseler même à la coupe un sang moins coagulé que nous ne nous y attendions ; point de phlegmasie marquée dans les membranes internes du cœur et des gros vaisseaux.

Quand les malades ont vécu quelque temps , que la sécrétion du canal digestif a fini par ne plus être aussi abondante , la vessie n'était plus aussi rétrécie que dans les personnes qui avaient succombé pendant l'abondance des évacuations ; elle était entièrement remplie d'urine , sans inflammation , ce qui jette beaucoup de lumière sur la cause de la cessation de l'urine , qu'il faut attribuer à la déviation des fluides séreux qui se portent à la surface intestinale , au lieu de suivre leurs cours comme dans l'état actuel.

Les muscles sont poisseux , secs , amaigris. Les poumons ne présentent rien d'apparent , rien de remarquable.

Je le répète. Il faut tenir compte des maladies antécédentes.

Que conclure de tout cela ? c'est que le choléra-morbus est une affection essentiellement inflammatoire. Voici mes conclusions à moi. Cette affection inflammatoire attaque toute l'étendue de la surface interne du canal digestif , depuis la gorge jusqu'à l'anus. Qu'elle soit intense , qu'elle soit fort rouge , comme elle l'est ordinairement lorsque la maladie a duré quelque temps , et que les évacuations ont cessé , ou qu'elle soit moins vive comme elle l'est lorsque la mort survient pendant les évacuations abondantes , toujours est-il qu'elle est générale , qu'il n'est aucun point du canal qui en soit exempt. J'y insiste parce qu'elle est vraie et sert à vérifier plusieurs points importans.

Quelques personnes soutiennent qu'il n'y a pas d'inflammation dans le canal digestif. Elles s'appuient sur le cas où les malades ont succombé dans d'abondantes évacuations ; cas dans lequel la membrane externe du tube digestif n'est pas écarlate. L'inflammation n'en existe pas moins , et l'abondance des secrétions , des évacuations suffit pour expliquer pourquoi il a perdu de sa rougeur.

N'allez pas conclure de là que je ne considère cette maladie que sous les rapports de l'inflammation. Je fais ici abstraction de cette cause inconnue que j'ai reconnue hier, de cette cause que nous ne connaissons pas. Je compare cette cause à celle de la petite-vérole , qui nous est égalemant inconnue. Ce que nous voyons de la petite-vérole, comme du choléra, ce sont les inflammations que ces maladies produisent.

Ainsi, en résumé, le choléra-morbus est pour nous une inflammation générale de la membrane interne du canal digestif, dont la cause déterminante première est inconnue, mais dont les causes prédominantes et subséquentes peuvent être appréciées. Cela est avantageux, car si les causes premières ne peuvent être connues, au moins pouvons-nous écarter les causes secondaires, ce qui a une grande importance et nous procure de grands succès.

DES PRONOSTICS.

Les pronostics sont, 1.º la santé antérieure du malade.

Les sujets bien portans, attaqués du choléra, sont facilement guéris lorsque la maladie a été prise de bonne heure.

L'âge des malades : les jeunes guérissent plus facilement que les vieux.

Le sexe. Il a été impossible d'établir des comparaisons bien positives, bien satisfaisantes sur ce point.

L'état moral. Vous avez déjà reçu des données sur ce point : toutes les observations sont d'accord à cet égard.

Les pronostics dépendent, 2.º de la nature des débuts de la maladie.

Si elle commence par les voies inférieures, par une diarrhée bénigne, on a le temps d'agir, on peut l'arrêter. Et maintenant à Paris on sait arrêter et on arrête une immense quantité de ces affections à leur début. On les appelle *cholérine* quand on les arrête. C'est là un petit moyen de consolation ; c'est une fiche de consolation donnée au public. On dit à un malade : vous avez la cholérine, afin de ne pas lui dire ; vous avez le choléra. Vous avez une petite diarrhée ; on parvient à l'arrêter, et on ne vous dit pas : vous avez eu le choléra. De cette manière on n'effraie pas les esprits ; on satisfait les malades en ne leur faisant pas entendre qu'ils étaient des victimes dévouées au choléra, si les secours nécessaires ne leur avaient pas été prodigués.

Lorsque l'invasion de la maladie a lieu par les parties moyennes, il en est de même. Lorsqu'elle se borne à de légers borborygmes, à une tension, il est facile d'arrêter la maladie.

Quand les symptômes prédominent dans les parties supérieures, et que la diarrhée a cessé, en général la maladie est plus facile à guérir, j'ose l'avancer.

Lorsqu'au contraire la maladie a beaucoup de durée, et

que les crampes, qui sont la preuve que la stimulation des intestins se communique à la moëlle épinière, ont commencé, lorsque les malades sont saisis d'une grande anxiété, d'agitation, de malaise dans toute l'étendue du ventre, ils sont alors beaucoup plus exposés. Lorsque ces symptômes ont disparu, qu'il ne reste plus que les vomissemens et l'anxiété, il y a beaucoup plus d'espoir de guérir le malade.

Tous les symptômes n'ont pas la même valeur. Les congestions cérébrales ne se manifestent guère pendant la violence de la maladie. Les sujets peuvent se trouver dans un état d'affaissement, de nature à faire croire à une congestion cérébrale; mais si vous leur parlez, si vous les excitez, ils vous répondent très-bien : de sorte que si vous avez commis quelques indiscrétions en paroles, vous avez lieu de vous en repentir en voyant qu'ils jouissaient de toutes leurs facultés. Au contraire, lorsque les symptômes de l invasion ont cessé, et au moment où vous vous flattiez de voir les malades arriver à guérison, il peut intervenir une congestion cérébrale fort grave, on ne parvient pas de suite à en arrêter les progrès.

Quand la maladie se prolonge, quand on a rappelé le malade de l'état d'asphyxie, lorsqu'on est parvenu à faire disparaître la couleur noire, les malades ont la langue rouge, la peau brûlante; ils présentent tous les symptômes de la gastro-entérite ordinaire; la maladie a changé, c'est une gastro-entérite semblable à celle que nous avons tous les jours à combattre.

Ici distinguons : il faut toujours avoir égard, pour les moyens curatifs, aux modifications de la maladie. Lorsque le malade a été rappelé de l'état de stupeur, d'asphyxie, de cyanose par les stimulans, cette gastro-entérite consécutive est grave, elle se constitue en typhus. Déjà même on dit dans Paris que le typhus règne en même temps que le choléra; on répète là-dessus ce qui a été dit en Allemagne, en Pologne, en Russie, dans le Levant; mais si vous voulez bien apprécier ce prétendu typhus, cette fièvre typhoïde consécutive au choléra, dont on a supprimé les symptômes les plus fâcheux, vous verrez que cette même fièvre doit être soumise au traitement des gastro-entérites ordinaires. Dans nos salles, par exemple, il n'y a pas de typhus, il n'y a que des gastro-entérites légères qui se dissipent en trois ou quatre jours, et les malades demandent à manger.

Dans les hôpitaux, au contraire, où les malades ont été rappelés par des stimulans, par le punch, par l'eau-de-vie, on les voit périr en grand nombre après avoir été transportés dans une autre salle comme guéris du choléra. On les porte sur le bulletin comme guéris du choléra, on les place dans une autre salle comme atteints de fièvres typhoïdes, et il n'en est plus question. On s'occupe des cholériques nouveaux qui arrivent ; il n'est plus question des autres, qui sont oubliés.

Cette gastro-entérite consécutive n'est pas grave par elle-même quand le malade a été bien traité ; on est tout au plus quelquefois forcé de suspendre l'alimentation, lorsque la chaleur du canal digestif menace d'une congestion cérébrale.

Je passe au traitement, terme de ma tâche ; je me hâte d'y arriver pour répondre à l'impatience de ceux qui ont hâte de retourner dans leurs foyers.

Je vais établir, pour être plus clair, les distinctions suivantes :

TRAITEMENT.

Traitement ancien, ou traitement du choléra-morbus sporadique.

Traitement brownien.

Traitement mitigé, ou ecclectique, ou à bascule (on rit); je me sers ici d'un mot qui rend ma pensée, sans prétendre faire aucune application.

Enfin, le *traitement physiologique*, tel que nous le faisons ; voilà les quatre sortes de traitemens que nous avons à distinguer.

Voyons d'abord le *traitement ancien* : on trouve dans tous les classiques les préceptes suivans sur le choléra-morbus sporadique. Il faut, dit-on, donner abondamment au malade une décoction qui favorise le vomissement, pour que la bile sorte, et puis lorsque tout ce qu'il y avait d'étranger dans le canal digestif est évacué, il importe de calmer les crampes et l'irritation par des narcotiques. Ce traitement ayant été appliqué a sauvé quelques individus, mais les résultats n'ont pas été assez satisfaisans pour qu'on se soit tenu à cette méthode. D'ailleurs la médecine du moyen-âge était déjà tombée dans le discrédit, et on s'est particulièrement jeté dans le brownisme, surtout dans le pays où règne le choléra, parce que les médecins anglais y ont porté les idées de Brown.

Traitement brownien. Ce traitement consiste dans les stimulans, j'ai peu de choses à en dire, en ayant déjà parlé antérieurement. J'ajouterai seulement qu'il guérit peu de malades ; je ne dirai pas qu'il en tue, puisqu'il est reconnu que la maladie abandonnée à elle-même, ne fait grâce à personne ; et à la suite de ce traitement on a les maladies typhoïdes ou gastro-entérites , portées à un degré de typhus en très-grande abondance. Je ne me porte pas accusateur , je cherche seulement à être juste. Quant aux moyens de traitement, je les ai indiqués.

Le traitement mitigé consiste dans les moyens suivans : on cherche à réchauffer le malade , quand il est à la période d'asphyxie , ou si vous voulez que nous remontions à la diarrhée qui précède , on cherche à ralentir la diarrhée au moyen d'eau de riz , de diascordium et d'opium. Quelquefois en effet on la modère , mais on n'empêche pas le mal d'éclater.

L'asphyxie et la cyanose étant prononcées , on cherche à réchauffer le malade , on attaque l'extérieur et l'intérieur du corps. A l'extérieur on emploie les bains chauds , les frictions sèches avec des substances aromatiques et stimulantes : les briques chaudes , la flanelle ; on irrite , on stimule continuellement la peau dans l'espoir de rappeler la circulation. Dans le même but, on administre à l'intérieur les boissons chaudes. Les uns ne craignent pas de les donner trop fortes ; ils font comme les browniens , ils emploient l'eau-de-vie et le punch ; les autres , plus timides , se servent seulement de bourrache , de camomille surtout , qui a obtenu un grand crédit dans ces derniers temps ; puis ils administrent quelque chose de fortifiant , de l'acétate d'ammoniac , de l'éther , des substances alcooliques. Si le malade a des nausées , on ajoute quelquefois de l'opium.

Lorsque par ces moyens on a obtenu une réaction, ce qui n'arrive pas toujours , le malade se réchauffe ; quelques heures après , il se refroidit de nouveau : on emploie les mêmes procédés , et il se refroidit de plus en plus. Mais les personnes habiles se hâtent de profiter du premier réchauffement pour renvoyer le malade ou le faire passer dans une autre salle. Ainsi j'ai vu , dans une pension , des élèves qui avaient été attaqués , réchauffés momentanément et renvoyés à leurs parens , chez lesquels ils ne tardaient pas à retomber malades.

Cependant il est possible que la chaleur se maintienne , et quand on a obtenu une réaction soutenue, on a affaire à une irritation assez intense , mais moins forte cependant que celle que produisent les browniens avec leurs hyperstimulans.
D'autres croient devoir favoriser l'évacuation par des vomitifs. A la vue de cette quantité de liquide qui inonde le canal digestif , ils ont dit : « Il faut aider l'évacuation » , sans songer que par là on arrive à l'épuisement absolu des forces et à une augmentation d'irritation.

On a vu des médecins anglais et polonais donner alternativement du calomel pour l'évacuation et de l'eau-de-vie pour stimuler. Les résultats sont quelques guérisons. Je ne puis pas dire quelle est la porportion des guérisons obtenues par ces différentes méthodes , ce serait l'objet de recherches de plusieurs années. On le reconnaîtra peut-être quelque jour ; mais je ne suis en ce moment que le rapporteur des faits les plus généraux.

Lorsque , par les moyens que j'ai indiqués , le malades est tiré de la stupeur , si ces médecins voient beaucoup de fièvre , ils saignent , par lancette , ou avec des sangsues appliquées à l'épigastre , puis , si le malade est trop affaibli par la saignée , ils lui donnent de l'éther , de l'eau de Seltz ; en un mot , ils font la médecine du symptôme.

Les résultats sont meilleurs que ceux des browniens ; c'est la méthode qui prévaut dans la capitale , c'est à elle seule que nous devons un avantage remarquable sur la mortalité des autres pays où la maladie a éclaté.

Nous passons au *traitement physiologique* que nous employons. Je veux le décrire et chercher à le justifier.

D'abord nous avons fait quelques essais des boissons chaudes et des stimulans , effrayés que nous étions par le refroidissement des malades ; ces moyens n'ont pas réussi , nous les avons abandonnés et nous n'y sommes plus revenus.

J'ai attentivement observé les malades , je leur donnais non pas la camomille , je n'osais pas aller jusque-là , mais de la guimauve ou autres analogues ; les malades disaient : « Je vous en supplie , faites-moi boire froid , je suis tourmenté quand je bois chaud , j'ai une ardeur cruelle à la gorge , de grâce appaisez-la d'une manière quelconque. » Leur physionomie s'animait en faisant cette prière , puis ils retombaient dans un abattement plus profond.

J'ai conclu de l'examen des cadavres , et des déclarations mêmes des malades , que les stimulans ne convenaient pas. J'ai fait alors donner des boissons froides : les malades buvaient avec abondance , mais plus ils buvaient plus les évacuations redoublaient. Je me suis souvenu qu'en Allemagne on avait tiré bon parti de la glace ; mais la manière dont on l'avait employée était restée dans un vague peu satisfaisant

Je me suis dit : donnons de la glace et retranchons les boissons. Lorsque le malade avait eu des évacuations copieuses par haut et par bas , je ne lui faisais donner que de la glace à manger , avec injonction de l'avaler Les malades prennent la glace avec délices : ils ont la langue froide , le pouls nul , l'extérieur du corps refroidi. Lorsqu'on voit rougir la langue , la peau se colorer , la cyanose disparaître , on peut les priver de la glace , et leur donner des boissons ; mais pendant qu'on s'occupe d'humecter la bouche et l'intérieur du corps , la gastrite se développe , la réaction s'opère , la phlegmasie change de mode, et elle consiste dans une congestion rapide vers le canal digestif.

Plus de vomissemens, plus de selles, le pouls lent s'accélère; de petit et de dur il devient plus large et plus souple, la coloration brune de la peau se dissipe peu à peu, et vous êtes étonné de voir le lendemain le malade avec les signes d'une gastro-entérite commençante.

Quand cependant la soif le dévore, vous pouvez lui donner quelques boissons, vous êtes sûr qu'il les absorbera : le danger est de remplir le canal intestinal de liquide dans un moment où il est engorgé.

Lorsque l'asphyxie et la cyanose ont disparu, et que le malade reprend des forces, vous le conduisez lentement, sans stimulans, en attendant que le malade se refroidisse un peu et que la langue qui était devenue rouge pâlisse, mais non plus de cette pâleurqu'elle avait d'abord lorsqu'elle était glabée, elle reprend sa couleur ordinaire; voilà la substance du traitement à l'intérieur.

Pour l'extérieur, la chaleur est applicable : elle doit être appliquée aux extrémités inférieures. Il y a de l'inconvénient à accumuler le calorique sur la poitrine. Les malades ne peuvent le supporter; ils ont au contraire une tendance à se découvrir, à se raffraîchir; il semble que cela aide à leur respiration : ils en éprouvent un bien-être sensible, ils en expriment leur satisfaction. Si, au contraire, vous les forcez à avoir la poitrine couverte et chaude, si vous les placez sous une couverture ou un édredon, ils sont malheureux, ils souffrent; ils vous prient de découvrir un peu leur poitrine.

Le public est encore, sur ce point, dupe des préjugés importés d'Allemagne. Je veux parler des frictions : ils est certain qu'il existe à Paris des établissemens où les infirmiers se sont souvent mis en sueur pour frotter les malades sans pouvoir faire suer les patiens. Au contraire, cette stimulation ne faisait qu'augmenter les angoisses, que refroidir dès l'abord le malade en obligeant à le découvrir.

Ce n'est pas tout que de donner les réfrigérans à l'intérieur et les échauffans à l'extérieur, il faut combattre l'inflammation; c'est pour y arriver que nous employons les sangsues.

La saignée, en effet, peut rarement être pratiquée, le sang étant peu fluide et ayant l'apparence, en quelque sorte, de groseilles. On peut lui rendre quelques instans sa fluidité en frictionnant le bras du malade, ou en le fustigeant avec des orties (quand les orties viendront), soit enfin en le plongeant dans l'eau chaude, mais tout cela ne conduit pas à de grands résultats. Il faut, pour que la saignée soit utile, prendre le malade dans la période des débuts. Je fais donc appliquer les sangsues sur l'épigastre et sur le milieu du ventre ; ces sangsues ne donnent rien d'abord, mais à mesure que la glace ranime un peu la circulation, qu'elle est en même temps rappelée par des cataplasmes émoliens placés sur l'abdomen, les sangsues finissent par procurer une évacuation de sang qui aide la guérison.

Vous me demanderez peut-être comment suppléer à la glace : je répondrai qu'il n'est rien qui équivale à la glace. Cependant je pense que de petites gorgées d'eau froide pourraient être utiles. Toutefois, dans beaucoup d'endroits il existe des pharmaciens, des personnes instruites qui savent produire de la glace artificielle par l'oxide manganèse, par l'acide sulfurique, par le muriate de soude, en un mot, par tous les moyens employés pour refroidir l'eau. Quand on le peut, il faut se procurer de la glace ; quand on ne le peut pas, il faut y suppléer par de petites gorgées d'eau fraîche ; les vésicatoires, les sinapismes seront ensuite employés pour empêcher la congestion cérébrale.

On mettra avec avantage des sangsues aux tempes, sur le trajet des jugulaires ; on appliquera des cataplasmes chauds sinapisés sur les extrémités ; on les soumettra à des bains de vapeur chaude, tandis qu'en même temps on appliquera sur la tête de la glace ou de l'eau fraîche.

Mais on dira : Vous êtes donc exclusif? Est-ce que vous ne nous accorderez pas qu'on doive donner un peu d'éther, d'eau de Seltz aux malades qui tombent en syncope après la saignée? Je vous demande pardon. Je crois que cela peut se faire. Je veux que le médecin, lorqu'il aperçoit que le pouls de son malade est défaillant, puisse donner un *stimulus*, pourvu que la glace soit prête pour calmer l'effet de ce *stimulus*. Je le crois, je le fais.

Je l'ai fait. Je ne le fais guère sur les malades de cet hôpital, parce que je ne puis être là dans tous les momens de la journée, et que je ne puis commettre de personnes d'une manière soutenue pour passer des journées entières auprès des malades.

Malgré cela j'obtiens des succès tout-à-fait remarquables, puisque maintenant nous perdons à peine un malade sur trente ou quarante, tandis que dans le commencement nous en avons perdu un sur six. Depuis, la proportion des guérisons s'est augmentée parce qu'on nous a apporté les malades avant qu'ils fussent parvenus au dernier degré de la maladie.

Vous voyez que je ne rejette absolument aucun genre de traitement.

On a proposé des lavemens narcotiques avec du laudanum; je vais vous dire ce que j'en pense. Dans les commencemens de la maladie, lorsque vous percutez les parois du ventre et qu'il en résulte un son mat, cela prouve que ce n'est point l'air qui domine dans la cavité abdominale, mais qu'elle est remplie de cette matière muqueuse dont j'ai parlé. Si dans une telle circonstance vous donnez des lavemens de ratanhia et autres substances astringentes, vous produirez des irritations ; la matière ne se détachera pas, elle remontera à la partie supérieure, le cerveau se congestionnera, et vous serez exposé à voir naître de graves accidens : il faut donc y renoncer alors.

Mais lorsque le malade a été saigné, lorsque les évacuations ont été abondantes, si les malades ont encore le bas-ventre endolori, s'ils éprouvent des craintes, du malaise, de l'agitation, c'est l'époque des lavemens narcotiques.

Alors, vous obtiendrez un très-grand succès, tandis que si vous appliquez les lavemens prématurément, le résultat ne sera pas le même.

Quant à la quantité d'opium, cela dépend du système des médecins. Il y en a qui rejettent l'opium et les stimulans, d'autres qui les donnent à haute dose. Je prescris l'opium de cinq à dix gouttes ; j'en ai donné jusqu'à quarante gouttes, lorsque les malades étaient fort convulsés : je n'ai point porté la dose plus loin.

Voilà la substance du traitement. Je n'y admets aucune espèce de boissons chaudes. Le seul moment où je crois les boissons chaudes admissibles, c'est lorsque le malade commence à avoir de l'appétit. Alors, je lui prescris une tasse de bouillon coupé, qui le ranime d'une manière tout-à-fait étonnante, au point qu'il se croit guéri.

Quant au temps, nous avons vu à cet hôpital des malades qui sont restés quatre ou cinq jours dans l'état cyanique et asphyxique, et que l'on s'attendait à voir mourir d'un instant à l'autre, et qui sont revenus, au grand étonnement des assistans.

Nous en avons vu de noirs ou d'autres nuances qui se sont rétablis ; nous le devons particulièrement à l'emploi de la glace et des boissons froides.

Je passe maintenant au traitement à l'époque de la prédisposition.

Lorsqu'une personne affectée d'irritabilité du canal digestif voit le choléra s'établir, elle doit commencer par diminuer ses alimens, par les diminuer au moins de moitié. C'est le traitement prophylactique.

Il faut manger peu de végétaux. Je ne dis pas qu'il faille s'en priver absolument, mais il faut en manger fort peu. Se nourrir avec des œufs et des viandes blanches, ne pas boire dans l'intervalle des repas en grande quantité, et seulement si la soif vous prend. Il faut être très-modéré sur ce point.

Il faut éviter toute fatigue violente ou extraordinaire, éviter les communications sensuelles, qui déterminent facilement la maladie chez les sujets faibles, éviter surtout de sortir des règles qu'on s'est imposées, et ne céder à aucune occasion.

Je connais déjà un grand nombre de gens qui s'étaient préservés jusqu'à présent de la maladie, et qui ayant eu le malheur de céder à une invitation, ont été le lendemain cholériques, et quelquefois sont morts peu d'heures après.

Il faut aussi, à moins que l'on ait beaucoup de courage et de fermeté de caractère, éviter l'aspect des cholériques, parce que les contorsions de la physionomie de ces malheureux ont quelque chose de terrible ; il faut être exercé à l'observation des malades pour contempler de sang-froid un pareil spectacle.

Il faut aussi se priver de fruits, et se priver le plus possible de laitage. Ceci n'est pas absolu : il est des personnes qui digèrent parfaitement le lait ; celles-là ne sont pas obligées d'y renoncer.

Il en est d'autres que le lait dérange constamment, et à qui il occasionne presque toujours la diarrhée. Il est même des personnes qui considèrent le café au lait comme leur purgatif diurne ; ces personnes doivent s'en abstenir.

Je sais que ces personnes disent : Si je ne prends point de café au lait, je n'irai point à la selle. Hé bien ! je leur réponds : ne prenez pas votre café au lait, ne dussiez-vous pas aller à la selle de huit jours.

Il faut éviter de se fâcher, ceci peut avoir beaucoup d'inconvéniens ; il faut surtout trouver dans son moral des ressources pour se prémunir contre la terreur ; car, si cette maladie est formidable lorsqu'on lui a laissé faire des progrès, il est bien certain qu'attaquée à son début avec énergie, on peut en faire une des maladies les moins nuisibles pour l'espèce humaine.

Le choléra-morbus est, en un mot, une des maladies qui peuvent le mieux prouver la puissance de la médecine. Si tous les médecins de Paris étaient d'accord sur cette question-là, vous verriez des prodiges, la France se distinguerait parmi toutes les nations, elle aurait, pour ainsi dire, arrêté le choléra; mais cela n'est pas possible. Désirer l'uniformité de pensée, c'est une chimère, une utopie à laquelle aucun homme raisonnable ne peut se livrer.

Lorsque la maladie débute par quelques symptômes précurseurs, c'est vraiment l'instant du triomphe. Lorsqu'un malade commence à avoir une petite diarrhée; lorsque, sans cause comme sans motif quelconque, un homme qui avait habituellement une selle par jour ou tous les deux jours, sent tout-à-coup son ventre se relâcher au milieu de la nuit, et qu'après l'évacuation des matières stercorales il voit sortir une espèce de matière muqueuse et blanchâtre , croyez que cet homme est attaqué au premier degré du choléra.

Dans cette situation , il est très-facile de le guérir, et c'est ce que j'ai éprouvé. Il y a des médecins qui se contentent de prescrire de l'eau-de-vie, des astringens , le diascordium , le simarouba , le ratanhia , et de prescrire des lavemens et autres choses semblables. Ils recommandent aussi de diminuer la nourriture. Ce sont là de demi-moyens.

Allez vîte au but, retranchez la nourriture. Faites appliquer des sangsues à l'anus si la douleur est au bas-ventre, et à l'épigastre si la douleur est à l'estomac. Faites des saignées abondantes s'il le faut , faites prendre de la glace , et vous êtes sûr de la guérison , à moins que vous n'ayez affaire à des sujets dont les viscères sont détériorés d'avance , car il faut toujours faire exception de ces cas-là.

Je vous l'ai dit , et je le répète , c'est une éternelle vérité : les personnes qui ont d'anciennes altérations organiques, surtout si elles sont âgées, vous ne pouvez vous flatter de les guérir avec cette facilité-là ; mais quand il y a possibilité de réussir, vous y parviendrez.

Il y a beaucoup plus de prudence à leur imposer deux ou trois jours de ce régime-là qu'à leur permettre du poulet au riz et un peu de soupe.

Soyez sévère et ne vous relâchez pas de vos prescriptions, car si vous autorisez trois bouchées , le malade en prendra quatre ou cinq, et tout le fruit de vos efforts sera perdu.

Voilà , Messieurs , ce que l'état actuel de mes connaissances et de mes idées sur le choléra me permet de vous dire ; et je serai fort heureux si vous pouvez en tirer quelque avantage.

Cette improvisation a été suivie de vifs applaudissemens.

LYON, IMPRIMERIE DE J. M. BARRET.